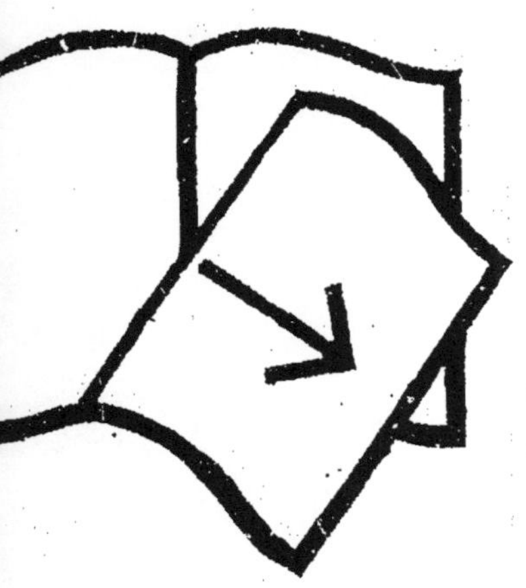

Couverture inférieure manquante

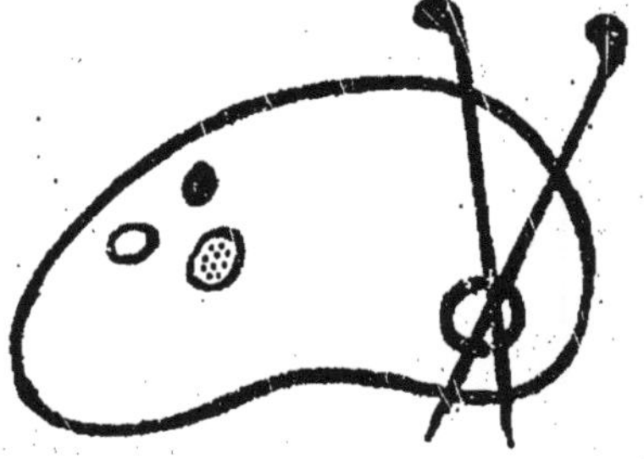

Original en couleur

NF Z 43-120-8

TITRES

ET

TRAVAUX SCIENTIFIQUES

DU

Dr HENRI NAPIAS

—

1896

—

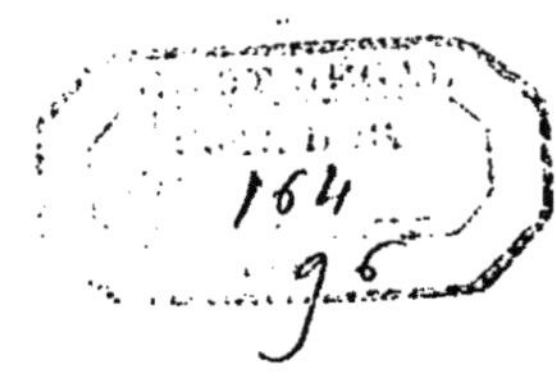

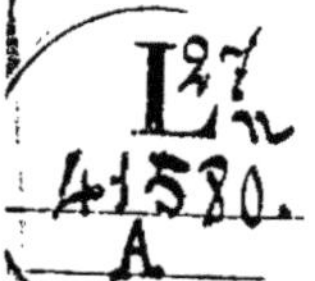

EXPOSÉ DES TITRES

ET

TRAVAUX SCIENTIFIQUES

DU DOCTEUR HENRI NAPIAS

EXPOSÉ DES TITRES

ET

TRAVAUX SCIENTIFIQUES

DU

Docteur HENRI NAPIAS

Secrétaire général de la Société de Médecine Publique
et d'Hygiène professionnelle
Inspecteur général des services administratifs du Ministère de l'Intérieur
(Président de la section des établissements de bienfaisance)
Membre du Conseil Consultatif d'Hygiène Publique de France
Membre du Conseil supérieur de l'Assistance publique, etc.
Officier de la Légion d'Honneur. — Officier de l'Instruction publique.

PARIS

ANCIENNE MAISON DELAHAYE

L. BATTAILLE ET Cⁱᵉ, ÉDITEURS

23, PLACE DE L'ÉCOLE-DE-MÉDECINE, 23

—

1896

TITRES.

Docteur en médecine de la Faculté de Paris.

Secrétaire général de la Société de médecine publique et d'hygiène professionnelle (1).

Inspecteur général des services administratifs du Ministère de l'Intérieur (Président du Conseil des inspecteurs généraux des établissements de bienfaisance).

Membre du Comité consultatif d'hygiène publique de France.

Membre du Conseil supérieur de l'Assistance publique.

Membre de la Commission des logements insalubres de la Ville de Paris (de 1877 à 1895).

Membre de la Commission supérieure du travail dans l'Industrie *nommée par M. le Président de la République conformément à la loi du 2 novembre 1892.*

Ancien Médecin de la Marine.

Ancien Inspecteur départemental du travail des enfants dans l'industrie.

---

(1) La Société de médecine publique a été fondée à Paris en 1877 dans un petit groupe de 9 médecins convoqués à cet effet par le Dr Napias et dont voici les noms : Budin, Catelan, Delaunay, Dubois, Du Mesnil, Laborde, Pinard, Thévenot. — Elle a eu successivement pour présidents depuis sa fondation : MM. Bouchardat, Gubler, E. Trélat, Brouardel, Rochard, Henri Bouley, Wurtz, U. Trélat, Proust, Gariel, Colin, Grancher, T. Roussel, Lagneau, Chauveau, Cornil, Levasseur, Pinard, Cheysson, Duclaux. L'influence qu'a eue cette société sur les progrès de l'hygiène dans notre pays ne peut être contestée et M. Bergeron en présentant à l'*Ac. de médecine* un travail important de M. H. Monod sur les *mesures sanitaires en Angleterre*, n'hésitait pas à dire (Séance du 7 juillet 1891) : « Jamais moment ne fut plus propice à la réalisation des espérances qu'il (M. Monod) nous fait concevoir que celui où les destinées de l'hygiène publique en France sont entre les mains de savants pénétrés de la grandeur de leur tâche, ardents à l'accomplir, tels que M. Brouardel, M. Proust et M. Monod lui-même ; mais il serait injuste d'oublier la *Société de médecine publique* qui, grâce à l'impulsion active et persévérante qu'ont imprimée à ses travaux, ses secrétaires généraux, MM. les Drs Napias et Martin, pourra réclamer une part du succès de l'œuvre commune. »

Le Dr H. Napias, indépendamment des Commissions permanentes ci-dessus, a fait partie d'un grand nombre de Commissions qui, dans divers ministères, ont eu à s'occuper des questions d'hygiène. Il a pris aux délibérations de ces Commissions une part active et a été chargé de nombreux rapports :

MINISTÈRE DU COMMERCE.

— Membre du Jury International des récompenses à l'exposition d'Hygiène de Londres (1884).

— Membre d'une Commission extraparlementaire chargée d'examiner les questions relatives à la responsabilité des accidents dont les ouvriers sont victimes (1884).

— Membre du Comité d'organisation du Congrès International des accidents du travail (1888) (Exposition universelle).

— Membre du Comité d'organisation du Congrès International de l'Assistance publique (1888) (Exposition universelle).

— Membre du Jury d'admission et Membre du Jury des récompenses de la classe 64 à l'Exposition universelle de 1889 (*Rapporteur* du Jury pour l'Assistance publique).

— Membre de la Commission supérieure des Conférences et Congrès de l'Exposition de 1889 (*Secrétaire* de la IXe section).

MINISTÈRE DE L'INSTRUCTION PUBLIQUE.

— Membre de la Commission d'Hygiène des écoles (1882) (*Rapporteur* de la 1re et de la 5e sous-commissions).

— Membre de la Commission d'Études instituée pour l'examen de la révision des programmes de l'Enseignement primaire (dite : Commission du surmenage) (1887).

— Membre de la Commission (sur désignation de M. le Ministre de l'Intérieur) instituée au Ministère de l'Instruction publique pour un prix à décerner aux jeux actifs à introduire et à encourager dans les écoles d'aveugles (*Rapporteur* avec M. E. MARTIN).

MINISTÈRE DES AFFAIRES ÉTRANGÈRES.

— Délégué du Gouvernement de la République française au Congrès d'Anvers pour le patronage des détenus et la protection des enfants moralement abandonnés (Désigné par M. le Ministre de l'Intérieur). Les propositions faites par M. Napias à la sous-commission chargée de l'étude de la répression de la mendicité ont été acceptées par le Congrès.

MINISTÈRE DE L'INTÉRIEUR

Nombreuses missions dans les établissements de bienfaisance soit au point de vue administratif soit au point de vue hygiénique ; — Membre d'une commission d'organisation des services d'assistance à l'exposition de 1889 ; — Mission à Marseille (Choléra 1885).— Mission dans la Haute-Vienne (Suette 1887), — Missions à Lille, Mantes, Poissy (Typhus exanthématique, 1893), etc...

PRÉFECTURE DE LA SEINE.

— Membre des Commissions d'assainissement de Paris, (1882 et années suivantes).

— Membre d'une Commission chargée de l'assainissement de la prison de Mazas (1889).

— Membre d'une Commission chargée d'étudier l'assainissement de la Maison de retraite de Villers-Cotterets (1890).

— Membre de la Commission de la Crémation (1892).

— Membre de la Commission de perfectionnement des Crèches (1896)

SOCIÉTÉS SAVANTES.

Correspondant de :

L'Académie Royale de Médecine de Belgique.
La Société Royale de Médecine Publique de Belgique.
La Société Royale Italienne d'Hygiène.
La Société d'Hygiène de Turin.

La Société Espagnole d'Hygiène.

La Société Russe d'Hygiène Publique.

La Société de Médecine Publique du Havre.

La Société Normande d'Hygiène Pratique de Rou-n.

La Société d'Hygiène Publique de Bordeaux.

La Société d'Hygiène Publique de Reims.

La Société des Sciences Médicales d'Athènes.

La Société des Sciences Médicales de Stockholm.

L'Institut Egyptien d'Alexandrie.

La Société Médico-Légale de New-York.

La Société des Sciences Médicales de Lisbonne.

Les Sociétés Médicales d'Alger, de Gannat, de la Rochelle, etc.

PART PRISE AUX DIVERS CONGRÈS INTERNATIONAUX D'HYGIÈNE

Congrès de Paris 1878.— Secrétaire général adjoint du Congrès.
— *Rapporteur* de la 5ᵉ section (avec le Prof. GUBLER). — Délégué
de la Préfecture de la Seine.

Congrès de Turin 1880. — Secrétaire général adjoint du Comité
Français. — Vice-Président de Section. — Nommé, par un vote du
Congrès, Secrétaire général adjoint du Congrès.

Congrès de Genève 1882. — Délégué de la Ville de Paris. — Secrétaire général du Comité Français. — Président d'Honneur de la
IVᵉ section.

Congrès de la Haye 1884. — Délégué de la Ville de Paris. —- Secrétaire général du Comité Français. — Président d'Honneur de la
IVᵉ section. — *Rapporteur* pour l'Hygiène Industrielle.

Congrès de Vienne 1887. — Délégué du Ministre de l'Intérieur.
—Secrétaire général du Comité Français. — *Rapporteur* pour
l'Hygiène scolaire.

Congrès de Paris 1889. — Secrétaire général du Congrès. — *Rapporteur* pour l'Hygiène de l'Enfance (avec le Dʳ LANDOUZY).

Congrès de Londres 1891. —Délégué du Gouvernement Français.

Congrès de Budapest 1894. — Président Honoraire de la IVe section.

RÉCOMPENSES ET DISTINCTIONS HONORIFIQUES

Mention honorable du Concours Montyon (médecine et chirurgie). — Académie des Sciences 1883.

Mention honorable du Prix Vernois. — Académie de médecine, 1883.

Médaille d'argent (Hyg. de l'Enfance). — Académie de médecine, 1892.

Officier de la Légion d'Honneur.

Officier de l'Instruction Publique.

Médaille d'Honneur décernée par le Ministre de la Marine (Epidémie cholérique de la Guadeloupe, 1865). — Etc...

PRINCIPALES PUBLICATIONS

HYGIÈNE INDUSTRIELLE ET PROFESSIONNELLE.

***

1. — Des moyens de diminuer les dangers qui résultent pour les travailleurs des différentes industries de l'emploi des substances minérales toxiques... etc.

Rapport fait au Congrès d'Hygiène de Paris (en collaboration avec le professeur GUBLER) (*in Comptes rendus du Congrès*, 1878, imprimerie Nationale).

***

2. — Dispositions prises dans les différents pays de l'Europe pour protéger la santé des Enfants travaillant dans les industries.

In Bull. Soc. de Méd. publique, 1880, t. III, et broch. 16 p. in-8° avec un tableau.

***

3. — De la protection de l'Enfance Industrielle.

Rapport fait au Congrès d'Hygiène de Turin (*in Tribune Médicale*, 1880).

***

4. — Manuel d'Hygiène Industrielle.

(Comprenant la législation française et étrangère et les prescriptions les plus habituelles des Conseils d'hygiène et de salubrité relatives aux établissements insalubres, incommodes et dangereux.)

Un vol. in-8° de III-580 p. avec figures (G. Masson, éditeur). Ça été, en France, le premier ouvrage d'hygiène qui ait étudié, concurremment à la législation française, les solutions cherchées par les législations étrangères. Cet exemple a été depuis beaucoup suivi.

Voici quelques appréciations sur ce travail (1) :

M. le Dr BROUARDEL disait en présentant ce livre à l'Académie de Médecine :

« Dans ce livre se trouvent condensés tous les documents législatifs et administratifs, lois, décrets, etc., se rapportant à l'hygiène industrielle.

« Toutes les personnes qui s'intéressent aux questions d'hygiène, médecins, industriels, architectes, ingénieurs, trouveront réunies les prescriptions auxquelles sont soumis ces établissements au point de vue de l'hygiène.

« Les lois sur le travail des enfants dans l'industrie, les nombreux arrêtés récents sur les nouvelles industries créées grâce aux incessants progrès de la chimie et de la mécanique, sans rien ôter de leur mérite aux traités classiques de Vernois et de Tardieu, permettaient de constater de trop nombreuses lacunes dans ces anciens ouvrages.

« Le plan d'après lequel M. Napias a conçu son livre lui a permis

____

(1) On a pris soin de n'indiquer ici et dans les pages suivantes que les appréciations émanant de membres ou de correspondants de l'Académie de médecine.

d'être concis et complet. Je ne doute pas qu'il ne rende de nombreux services aux médecins, et c'est avec confiance que je le présente à l'Académie. »

Extrait d'un article du professeur LACASSAGNE dans le *Lyon médical* (2 juillet 1882).

. . . . . Les ouvrages de Vernois et de Tardieu avaient indiqué la législation française et les prescriptions des conseils d'hygiène et de salubrité touchant les établissements insalubres, incommodes et dangereux. Aujourd'hui ces livres ont nécessairement perdu de leur valeur à cause des modifications qui ont été introduites par des règlements nouveaux. De plus, la création dans différents pays de congrès et de sociétés d'hygiène et la vitalité si remarquable de la Société de médecine publique et d'hygiène professionnelle de Paris donnaient à M. Napias, qui est secrétaire général de cette Société, une situation véritablement exceptionnelle pour suivre le mouvement scientifique. Il est d'ailleurs juste de faire remarquer que l'ouvrage conçu selon le plan adopté par l'auteur est un guide ou manuel à l'usage des membres de conseils ou de commissions d'hygiène. Il s'adresse donc non seulement aux médecins, mais encore aux préfets et aux maires, aux inspecteurs des établissements industriels, à tous les fonctionnaires chargés de veiller à l'exécution de différentes lois et même aux industriels qui sont intéressés à connaître les règlements qu'ils doivent appliquer. Le livre que nous analysons, par la clarté de son exposition, l'exacte répartition des matériaux examinés, permet à chacun de trouver immédiatement, comme en un dictionnaire, la législation spéciale, et pour les établissements classés, les prescriptions des conseils d'hygiène, pour la salubrité intérieure, et pour celle du voisinage, et même les précautions à prendre contre les dangers d'explosion ou d'incendie. C'est là la seconde partie de l'ouvrage.

Dans la première partie, l'auteur donne d'abord tous les documents relatifs à l'organisation de l'hygiène publique en France, puis ce qui concerne les établissements industriels classés et la législation relative au travail des enfants. C'est à propos de ces deux paragraphes qu'il compare nos lois nationales avec les législations étrangères.

C'est une véritable source de renseignements qui sera très utilement consultée. . . . .

. . . .

Le livre de M. Napias a une utilité pratique des plus évidentes. Tous les documents relatifs à l'organisation de l'hygiène publique, tant en France qu'à l'étranger, toute la législation relative aux établissements industriels classés, toute la législation relative au travail des enfants ; voilà une première partie qui intéresse à la fois les chefs d'industrie, les représentants du gouvernement et les médecins.

Puis vient une série d'études sur les usines et les milieux dans lesquels s'opère le travail industriel : salubrité extérieure, altération des cours d'eau, température des ateliers, milieu souterrain, machines, que sais-je encore ?

Ensuite on passe en revue les *grands poisons industriels :* plomb, arsenic, mercure, phosphore, sulfure de carbone, cuivre, et les matières fulminantes.

Toutes ces diverses questions sont traitées avec sobriété, avec clarté, et aussi avec cette compétence que l'on se plaît à reconnaître chez le zélé et sympathique secrétaire général de la Société de médecine publique.

Derrière l'écrivain instruit et intelligent qui décrit avec la plus grande lucidité les dangers qui menacent la vie ou la santé des ouvriers dans telle ou telle condition donnée, on entrevoit l'homme qui sent ce qu'il dit. M. Napias a conscience de la mission humanitaire qu'il remplit.

Ce livre est donc mieux qu'un excellent travail, c'est une œuvre utile. (Dr PAUL FABRE (de Commentry) *Gaz. médicale de Paris,* 1882.)

Extrait d'un article du Dr GARIEL (*Journal le Parlement,* 1882.)

M. Napias étudie d'une part le *milieu du travail,* et d'autre part la *matière mise en œuvre :* la division est peut-être un peu artificielle, mais elle est commode et c'est un point capital pour l'étude de questions si complexes. Au *milieu du travail,* l'auteur rattache les conditions générales de l'usine et de l'atelier, la fumée et la fumivorité, les résidus solides et liquides, l'altération des cours d'eau; puis, viennent l'étude de l'influence de la température de l'atmosphère, de sa pression, son état hygrométrique, de celle des matières en suspension, les poudres et les poussières, ce qui conduit à la *ventilation.* L'intéressante question du travail souterrain, le travail dans les mines ou dans les tunnels, question qui, pour diverses raisons, est absolument à l'ordre du jour, remplit un chapitre auquel en succède un autre comprenant les accidents de machines. Ces questions diverses sont toutes absolument intéressantes. . . . .

. . . .

La matière mise en œuvre fournit des questions diverses : le saturnisme, l'arsenicisme, etc., qui sont curieuses et intéressantes par elles-mêmes, par les actions diverses produites sur l'organisme. Nous avons, à diverses reprises, dans les revues scientifiques, insisté sur ces questions dont l'importance réelle est très grave.

La table des matières se termine par ces quelques mots: Prescriptions les plus habituelles formulées par les conseils d'hygiène. La moitié de l'ouvrage, et non la moins intéressante, est comprise sous ce titre sommaire : les recherches sont rendues faciles par la disposition alphabétique qui a été adoptée. Il n'est pas douteux que, dans quelques cas, des modifications ne puissent être utilement apportées à ces prescriptions, mais il n'en est pas moins vrai qu'il y a là une grande quantité de renseignements utiles qui ne font pas double emploi avec les données fournies par la première partie. Aussi le livre que nous signalons ici nous paraît-il un manuel commode, utile pour les membres des commissions de logements insalubres, pour les inspecteurs industriels, pour les fonctionnaires chargés de veiller à l'exécution de la loi sur le travail des enfants, pour les préfets et les maires, pour les industriels eux-mêmes, etc. On le voit, il s'adresse à un public nombreux, car l'énumération précédente n'est pas limitative. Ajoutons, nous l'avons déjà dit, d'ailleurs, que cet ouvrage consciencieux est fait par un homme compétent ; aussi nous ne doutons pas qu'il devienne bientôt classique.

***

5. — L'Inspection Hygiénique des Fabriques et Ateliers.

Communication faite au Congrès de l'Association Française, session de Rouen, 1883.

In Annales d'hyg. et de médecine légale, 1883, et broch. 16 p.

***

6. — Rapport et projets de loi et de règlements relatifs à la salubrité et à la sécurité du travail.

Rapport présenté au Comité consultatif d'hyg. et à M. le Ministre du Commerce au nom d'une commission composée de MM. BROUARDEL, NICOLAS, DUBRISAY, P. DUPRÉ, FAURE-DUJARRIC, PAUL GIRARD, GRIMAUD, JACQUOT et H. NAPIAS, *rapporteur*. Paris, Imp. Nationale, 55 p.

Ce rapport a servi de base aux différents projets présentés depuis par le gouvernement et il a été souvent cité dans les documents parlementaires.

***

7. — Rapport au Congrès d'Hygiène de la Haye sur la réglementation en matière d'hygiène industrielle.

In Comptes rendus du Congrès de la Haye, 1884 (Imprimerie Sud-Hollandaise).

***

8. — Note sur les Poussières Industrielles, modifica-

tions à apporter à la Législation en matière d'hyg. industrielle.

Communication à la Soc. de Méd. Publique, 1883.
In Bull. Soc. Méd. Publ., t. VI (Broch. 11 p., et 2 plan-
ches), en collaboration avec M. E. BLAISE, Ingénieur des
Arts et Manufactures.

Les auteurs de ce travail ont montré que la ventilation dans
les industries à poussières devait être une ventilation faite loca-
lement, par aspiration, au point même de la production de
la poussière; et ils ont établi que tout autre système était plus
nuisible qu'utile.

***

9. — Note sur les poussières industrielles. — Principes d'assainissement des industries à poussières.

Communication faite au Congrès d'hygiène industrielle
de Rouen par le Dr NAPIAS, Vice-Président du Congrès.
In Bulletin de la Société industrielle de Rouen, 1884,
avec deux tableaux graphiques montrant la mortalité par
phtisie dans les industries à poussières minérales, végé-
tales, animales, et la mortalité des aiguiseurs suivant
qu'ils emploient la voie sèche ou la voie humide.

Dans ce travail il n'est plus seulement question de la ventilation pour l'assainissement des industries à poussières mais des
divers modes d'assainissement de ces industries (Emploi de l'eau,
Appareils clos, etc.). Les principes varient selon la nature de la
poussière produite et selon qu'elle est un résidu du travail ou le
résultat cherché par le travail.

2

***

10. — Enquête sur les modifications à apporter aux lois des 9 septembre 1848 et 19 mai 1874 sur le Travail dans l'industrie.

In Revue générale d'administration, 1886, brochure, 13 p. gr. in-8, Berger-Levrault.

***

11. — Sanitary Hints to Photographers (Conseils sanitaires aux Photographes).

Extrait du *Photographic News* où ce travail avait paru après avoir été traduit du *Moniteur de la Photographie*, une brochure, petit in-12 (en Anglais). — London, *Piper. and Carter*, 1874.

***

12.— L'intoxication saturnine chez les fabricants d'Instruments de musique.

Communication à la *Soc. de méd. publique*, 1883. *Revue d'Hyg.*, t. V.

La fabrication des instruments de musique en cuivre n'avait point encore été signalée comme une cause d'intoxication saturnine. Ce travail a donc révélé un fait nouveau et en a fourni l'explication par le procédé employé pour la courbure des tubes de laiton, courbure qui nécessite deux opérations de fonte du plomb métallique dont on les remplit pour les pouvoir courber.

***

13. — Note sur l'Hygiène professionnelle des Ouvrières en fleurs artificielles.

Communiquée à la Soc. de méd. publique. — In Revue d'Hygiène, t. V, 1884 et Bulletin Soc. de méd. pub., t. VI.

Les nouveaux procédés de teinture ou de peinture des étoffes employées pour la fabrication des fleurs artificielles ont fait disparaître en grande partie certains accidents d'intoxication tels que l'intoxication arsenicale. Ce travail met ce changement en lumière et indique par contre les accidents qu'on peut observer aujourd'hui par le fait de l'emploi des composés bromés ou des dérivés azoïques.

***

14. — L'Association des Industriels pour préserver les ouvriers contre les accidents du travail.

In Revue d'Hygiène, 1888, t. X.

***

15. — Note sur un nouveau cas de crampe professionnelle.

In Bulletin Société de méd. publique, 1879.

Cette note se rapporte à une cause jusqu'alors non décrite de crampe professionnelle de la main droite et limitée au doigt indicateur chez certains émailleurs de photographies.

***

16. — Analyse de la législation étrangère sur l'em-

ploi de l'arsenic ou autres substances toxiques dans la fabrication des papiers de tenture et des divers tissus utilisés pour la décoration.

In Recueil des Travaux du Comité consultatif d'Hyg., t. XIV, 1884.

***

17. — Emploi de l'arsenic ou autres substances toxiques dans la fabrication des papiers de tenture et de divers tissus utilisés dans un but décoratif ou industriel. — Examen d'un document parlementaire anglais relatif à la réglementation de cet emploi.

Rapport au Comité consultatif d'Hygiène publique de France *(in Recueil des travaux de ce comité,* t. XIV, 1884).

***

18. — Le saturnisme dans le département de la Seine en 1884, 1885, 1886.

Rapport au Comité consultatif d'Hygiène publique de France *(in Recueil des Travaux du comité,* etc., t. XVIII, 1888).

***

19. — Note sur le travail de nuit des femmes employées dans l'industrie.

Communiquée à la Société de Médecine publique et

' d'Hygiène professionnelle *(in Bull. de la Soc., de méd. pub.,* t. XIII, 1890).

***

20. — Rapport sur un plan d'études applicable aux questions d'Hygiène industrielle.

In Bull. Soc. de médecine publique, t. XIII, 1890.

***

21. — Emploi du plomb pour la réparation des meules de moulins, pour la soudure et l'étamage des ustensiles et pour blanchir la farine.

Rapport au Comité consultatif d'Hygiène publique de France (avec le Dr NETTER) *(in Rec. des Trav. du Comité,* t. XXI, 1891).

***

22. — Les revendications ouvrières au point de vue de l'hygiène.

Conférence faite à l'Association française pour l'avancement des sciences (Session de Limoges, 1890, *in Recueil des Travaux du Congrès* — et *Rev. d'Hygiène*).

M. BROUARDEL, en présentant ce travail à l'*Académie de médecine* (Séance du 21 octobre 1890), s'exprimait ainsi :

« C'est la reproduction d'une conférence très applaudie faite par M. Napias à la session tenue cette année, à Limoges, par l'Association française pour l'avancement des sciences. Dans le style élégant qui lui est familier, l'auteur a présenté avec finesse le sujet si difficile et si plein d'actualité qu'il avait à traiter, il l'a fait en s'inspirant des études spéciales qu'il poursuit depuis longtemps sur cette question. »

***

23. — Hygiène du Travail (Ateliers, Usines, Bureaux et magasins).

Conférence faite au Congrès Ouvrier 1892. (Les conférences aux ouvriers réunis en Congrès sur un certain nombre de questions d'hygiène ont été faites par les conférenciers suivants : Dʳ DUJARDIN-BEAUMETZ, Dʳ ARMAND GAUTIER, Dʳ BUDIN, Dʳ DU MESNIL, Dʳ A. J. MARTIN, Dʳ H. NAPIAS).

***

24. — Hygiène et sécurité des travailleurs dans les établissements industriels.

Rapport et projet de règlement pour l'application de la loi du 12 juin 1893 (*In Rec. des Travaux du Comité consultatif d'Hyg.*, 1893), — et brochure in-8, 52 p. — (Melun, Imprimerie administrative).

En présentant à l'Académie de médecine ce rapport et deux autres cités plus loin, M. le Dʳ BROUARDEL disait :

« ... J'ai l'honneur de présenter à l'Académie, de la part de M. le Dʳ Henri NAPIAS, Inspecteur général des services administratifs au Ministère de l'Intérieur, plusieurs rapports lus au Comité consultatif d'hygiène publique de France sur la prophylaxie sanitaire dans les écoles et sur l'hygiène et la sécurité des

« travailleurs. Ces importants rapports se terminent par des projets d'arrêtés et de règlements qui ont été depuis adoptés presque dans les mêmes termes par les ministres intéressés. Ils peuvent compter parmi les meilleures et les plus utiles œuvres du savant et dévoué Secrétaire général de la Société de Médecine publique. » .

Le projet de règlement sur la sécurité et la salubrité du travail industriel a servi au Conseil d'État de base pour la rédaction du règlement d'administration publique du 10 mars 1894.

***

25. — Fabrication de la soie artificielle (Mesures à prendre dans l'intérêt des ouvriers en vertu de la loi du 12 juin 1893 et du décret du 10 mars 1894).

Rapport au Comité consultatif d'Hygiène Publique de France (3 décembre 1894) (*in Rec. des Travaux du Comité consultatif* 1894).

***

26. — Installation et tenue des cabinets d'aisances dans les établissements industriels. Réclamations relatives à l'application de l'art. 4 du décret du 10 mars 1894.

Rapport au Comité Consultatif d'Hygiène, 4 février 1895 (*in Rec. des Travaux du Comité*).

***

27. — Emploi du chromate de plomb dans la teinture ;

dangers d'intoxication. Précautions à prendre pour protéger les ouvriers.

Recueil des travaux du Comité consultatif d'Hygiène, 8 avril 1895.

***

28. — Intoxication Saturnine des ouvriers qui travaillent au poudrage dans la Lithographie-Céramique.

Rapport au Comité Consultatif d'Hygiène publique de France *in Recueil des travaux du Comité* 1895 (1er avril), et *Revue d'Hygiène et de Police sanitaire* 1895).

***

29. — Echafaudages ; mesures de protection à prendre dans l'intérêt des ouvriers, modifications au décret du 10 mars 1894.

Rapport au Comité Cons. d'Hygiène du 29 juillet 1895.

***

30. — La protection légale des femmes dans l'Industrie d'après la législation actuelle des différents pays.

Communication à la Société de Méd. Pub. et d'Hyg. Prof. (février 1896) *in Revue d'Hygiène* (mars 1896).

***

31. — Hygiène des verriers (*Revue générale des sciences*, 15 février 1896).

HYGIÈNE SCOLAIRE. — HYGIÈNE DE L'ENFANCE.

***

32. — Construction des Écoles primaires et des Écoles maternelles. Hygiène des internats.

Rapport à la Commission d'Hygiène scolaire au nom d'une commission composée de MM. BOURGERET, CREUTZER, CUISSART, GARIEL, JAVAL, GRÉARD, CH. GIRARD, LENIENT, MARIÉ-DAVY, MOREL, RIANT, E. TRÉLAT, MM^mes MARCHEF-GIRARD, TOUSSAINT et M. le Dr HENRI NAPIAS, Secrétaire *rapporteur*.

Imprimerie Nationale, 1884.

***

33. — Rapport sur l'hygiène des écoles maternelles.

Présenté à la Commission de l'hygiène scolaire au nom d'une sous-commission composée de : MM. BOUCHARDAT, BROUARDEL, DELON, CH. GIRARD, GRÉARD, Dr ONIMUS, BERNARD PÈRES, Dr PARROT, MM^mes DELABROUSSE, DILLON, DE FRIELBERG, par le Dr HENRI NAPIAS, secrétaire *rapporteur*.

Imprimerie Nationale, 1884.

***

34. — L'hygiène scolaire en France.

Rapport fait au Congrès d'Hygiène de Vienne en 1887 sur la demande du Conseil d'organisation du Congrès.

In publications du Congrès de Vienne. — 28 p. gr. in-8.

***

35. — Dispositions prises dans les différents pays pour protéger la santé des enfants du premier âge.

Rapport au Congrès d'Hygiène de Paris, 1889 (avec le Dr LANDOUZY).

Les travaux de ce congrès ont été réunis par les soins de MM. H. NAPIAS et A. J. MARTIN en un volume (Bibliothèque des *Annales économiques*, 4, rue Antoine-Dubois, Paris, 1890).

***

36. — L'Inspection médicale des Écoles.

Rapport au Comité consultatif d'Hygiène publique de France (*in Rec. des Trav. du Comité*, 1892).

***

37. — Rapport sur l'Inspection médicale des Écoles.

In Recueil des Travaux du Comité consultatif d'Hyg., 1893, — et annexe au projet d'arrêté présenté au Conseil supérieur de l'Instruction publique (Imprimerie nationale, 1893).

***

38. — La désinfection des locaux et du mobilier des écoles en cas d'épidémie.

Rapport au Comité consultatif d'Hygiène (1893), t. XXIII du recueil, — et publications du Conseil supérieur de l'Instruction publique (Imprimerie nationale, 1893).

Le projet de règlement qui accompagne ce rapport est devenu le règlement modèle du 18 avril 1893, conformément à l'arrêté ministériel du même jour.

***

39. — Projet d'Instructions à donner aux familles des Écoliers atteints de maladies épidémiques ou contagieuses.

Rapport fait au Comité Cons. d'Hyg. Publ. de France au nom d'une commission spéciale composée de MM. Brouardel, Monod, Proust, Buisson, du Mesnil et H. Napias, *rapporteur*.
In rec. des Travaux du Comité Consultatif, 1894.

***

40. — L'Hygiène des Crèches.

Mémoire lu à la Société de Médecine publique et d'Hygiène professionnelle.
(*Rev. d'hygiène*, 1891. *Bull. Soc. de médecine publique*, t. XIV. — Brochure de 48 p. in-8°, G. Masson, 1891).

Ce travail a valu à l'auteur une médaille d'argent (*Ac. de méde-*

cine). En présentant ce travail à l'*Académie de médecine* (Séance du 24 nov. 1891), M. le Dr J. BERGERON disait :

« . . . . . Ainsi qu'on devait l'attendre d'un esprit aussi pratique et aussi familiarisé avec toutes les questions d'hygiène et d'assistance, M. Napias ne s'est pas borné à indiquer le mal là où il l'a constaté, il a indiqué les moyens d'y remédier et de faire de l'œuvre des crèches une institution parfaite, et répondant pleinement aux vues philanthropiques de son fondateur. Il donne même les dessins de plans conçus par des hommes compétents et bien pénétrés de l'importance de la crèche. En résumé cette étude fait le plus grand honneur à son auteur et mérite de fixer l'attention de l'Académie. . . . . . »

*

41. — L'Utilité des crèches.

Conférence faite à la Mairie du XVIe Arrondissement (*in Bulletin de la Crèche du XVIe*) 1894.

*

42. — Nouvelle note sur l'Hygiène des Crèches.

Communication à la Société de Médecine Publique (octobre 1895) *In Bulletin de la Société de Méd. Pub.*, t. XVIII) et *Revue d'Hyg.*, n° 11 (1895) t. XVII.

HYGIÈNE GÉNÉRALE. — ÉPIDÉMIOLOGIE. — HYGIÈNE URBAINE ET RURALE. — HYGIÈNE ALIMENTAIRE.

***

43. — Premier rapport sur l'Enseignement de l'Hygiène dans les campagnes (avec le Dr Dubuisson).

In Bulletin de la Soc. de médecine publique, 1878, t. I.

***

44. — Second rapport sur l'Enseignement de l'Hygiène, etc.

In Bull. Soc. médecine publique, 1888, t. I.

***

45. — De la nécessité de renforcer l'enseignement de l'hygiène dans les écoles et Facultés de médecine.

Rapport fait à la *Société de médecine publique* au nom d'une commission composée de MM. Brouardel, Dubuisson, Hudelo, Laborde, Leroy de Méricourt, Proust, E. Trélat, et H. Napias, *Rapporteur. In Bull. Soc. de méd. publique,* t. II, 1879.

***

46. — Note sur l'organisation de l'Enseignement de la médecine publique.

Communication faite à la *Soc. de méd. publique*, In *Revue d'Hygiène*, 1881 et *Bull. Soc. Méd. publ.*, t. IV.

***

47. — L'Étude et les progrès de l'hygiène en France de 1878 à 1882, par les Dʳˢ H. Napias et A.-J. Martin (avec une préface du professeur Brouardel), Paris, 1882.

1 volume de XI-346 p. in-8°, et 229 fig., 2ᵉ édition. — Couronné par l'*Institut* et l'*Académie de médecine*. Cet ouvrage a été publié à l'instigation et sous les auspices du Conseil d'administration de la *Société de médecine publique*.

Extrait d'un article de M. le Dʳ Lereboullet (*Gazette hebdomadaire*, 1ᵉʳ décembre 1882).

. . . . . . Plusieurs de ces progrès sont dus à l'activité et à l'énergique insistance de ceux de nos confrères qui ont créé la *Société de médecine publique et d'hygiène professionnelle*, et qui se sont appliqués à multiplier les Congrès d'hygiène et à discuter, avec les représentants des nations voisines, les questions générales le plus urgentes à résoudre. C'est dans le but de montrer ce qui a été fait en France depuis quelques années que les deux secrétaires de cette Société, si active et si utile, ont rédigé le volume que nous avons sous les yeux. Comme le dit dans sa préface le président de la Société, notre éminent collègue M. Brouardel, « cette récapitulation, absolument impartiale, de tous les documents concernant l'hygiène publiés en France depuis quatre ans, sera pleine d'enseignements. Elle encouragera les travailleurs et permettra, par un rapide examen, de se faire une idée d'ensemble sur les tendances actuelles de l'hygiène. » On ne pouvait mieux définir le but qu'ont poursuivi et le résultat qu'ont obtenu MM. Napias et A.-J. Martin. Ce n'est pas seulement une œuvre de compilation et un résumé impersonnel qu'ils ont offert au Congrès de Genève. Pour classer avec méthode, et pour bien mettre en lumière les nombreux matériaux dont ils disposaient, il leur fallait une connaissance approfondie de toutes les questions d'hygiène étudiées dans ces dernières années, et un sens critique dont chacun peut aujourd'hui apprécier l'étendue et la portée. Un coup d'œil jeté sur la table des matières de ce volume nous permettra d'en mieux indiquer les mérites. . . . .

. . . . . . Le livre de MM. H. Napias et A.-J. Martin est un témoignage non moins probant de ce que font les sociétés actives et soucieuses de tracer la voie dans laquelle s'engageront plus tard les Facultés et les écoles. C'est donc une œuvre des plus sérieuses, des plus utiles. C'est un document précieux à conserver dans toutes les bibliothèques et à consulter souvent.

Dans son rapport sur le prix Vernois (1885), M. le Dr LÉON COLIN disait :

« Ce livre est, entre bien d'autres, une preuve de la participation prise par ces distingués confrères aux progrès modernes de l'hygiène. »

****

48. — Rapport général sur les Travaux des Conseils d'hygiène publique et de salubrité en 1882 (avec le Dr GRANCHER).

In Recueil des Trav. du Comité consultatif d'Hyg., t. XV, 1885.

****

49. — Rapport général sur les travaux des Conseils d'hygiène publique et de salubrité en 1885 et proposition de récompenses (avec le Dr RICHARD).

In Recueil des Trav. du Comité, t. XVIII, 1888.

⁂

50. — Documents publiés par l'administration des douanes européennes de l'Empire Chinois pour les semestres d'avril à septembre 1886 et d'octobre 1886 à mars 1887.

Rapport au Comité consultatif d'Hygiène publique de France (*in Recueil des Travaux du Comité*, t. XVIII, 1888).

⁂

51. — De l'Insalubrité des cuisines des restaurants.

En collaboration avec M. HUDELO, répétiteur à l'École centrale, extrait d'un rapport présenté par MM. HUDELO et H. NAPIAS à la Commission des logements insalubres de la ville de Paris (*in Revue d'Hygiène*, 1888, t. X.).

⁂

52. — Les établissements de bains froids à Paris.

In Annales d'Hyg. et de Médecine légale, 1877 et brochure 15 p. — J. B. BAILLIÈRE.

⁂

53. — De la création de dépôts mortuaires à Paris.

Rapport fait à la Société de Médecine publique et d'Hygiène professionnelle au nom d'une Commission composée

, de MM. H. Bouley, D' Du Mesnil, E. Trélat, D' Vidal, D' Brouardel, par MM. H. Napias et Lafollye.

**

54. — Insalubrité des anciens marais salants de Port-Nichet (Loire-Inférieure). — Moyens d'assainissement. — Observations relatives à la règlementation applicable aux marais salants.

Rapport au Comité consultatif d'Hygiène publique de France (*in Recueil des Travaux du Comité*, t. XIX, 1889).

**

55. — Soudure intérieure des boîtes de conserves alimentaires. — Emploi de l'étain fin.

Rapport au Comité consultatif d'Hygiène publique de France (*in Recueil des Travaux du Comité*, t. XIX, 1889).

**

56. — La vulgarisation des notions élémentaires de l'Hygiène.

Mémoire communiqué à la Société de Médecine publique (*Rev. d'Hyg.*, novembre 1893, — et *Bull. de la Soc. de Méd. pub.*, t. XVI).

**

57. — Rapport sur le typhus exanthématique.

Rapport au Comité consultatif d'Hyg. pub. de France.
(*Journal officiel*, avril 1893).

***

58. — L'épidémie de typhus. — Le vagabondage et la propagation des épidémies (*Bull. Soc. Méd. Pub.*, *Rev. d'Hyg.*, mai 1893).

HYGIÈNE HOSPITALIÈRE ET ASSISTANCE PUBLIQUE

***

59. — Note sur les conditions d'insalubrité des Maternités de quelques hôpitaux de province.

In Rev. d'Hyg., 1887, t. IX.

***

60. — Note sur un point d'hygiène et d'assistance intéressant les nouvelles accouchées et les enfants du 1er âge.

Communiquée à la Société de médecine publique. — (*In Rev. d'Hyg.*, t. XI, 1888).

***

61. — Les Hôpitaux d'isolement en Europe (en collaboration avec le Dr Dubrisay).

Revue d'Hygiène, t. X, 1888 — et *Bulletin de la Société*

de médecine publique, t. XI, 1888. — Tirage à part, broch.
43 p. in-8, Masson éditeur.

M. le Dr A. Proust, en présentant ce travail à l'Académie de médecine (Séance du 12 juin 1888), terminait en disant :

« .....On trouvera dans ce mémoire des descriptions très intéressantes et rédigées avec un grand soin sur l'étude des services d'isolement tant au point de vue prophylactique qu'au point de vue de la salubrité des constructions et des relations du personnel avec le dehors. Ce travail sera, en particulier, un nouveau titre à la candidature de M. NAPIAS dans la section d'Hygiène. »

***

62. — Les cellules d'aliénés dans les hôpitaux et hospices au point de vue de l'hygiène.

Communication à la Société de Médecine publique, (*in Bulletin de cette Société et Revue d'Hygiène*, 1889, t. XI).

***

63. — Sur les conditions de l'hygiène hospitalière en France.

Mémoire communiqué à la Société de Médecine publique et d'hygiène professionnelle (*in Rev. d'Hygiène*, 1892). Ce travail a été présenté à l'Académie de Médecine par M. le Dr BROUARDEL dans les termes suivants :

« . . . . . J'ai l'honneur de présenter à l'Académie une charmante étude sur les conditions de l'hygiène dans les hôpitaux de France, faite par le Dr NAPIAS.

J'engage tous mes collègues à lire et à méditer ce travail qui, sous une forme particulièrement séduisante, est plein de graves enseignements.

Ils verront que, dans plus de la moitié des hôpitaux de France, on trouve réunis dans ces lieux dits « hospitaliers » toutes les conditions propres à entretenir et à propager les maladies épidémiques. Ecoles d'enfants, orphelinats dans les hôpitaux, mélange des fiévreux et des blessés, literies en mauvais état, absence de tout procédé de désinfection et même de soins de propreté, water-closets sans eau au milieu des salles, etc.

A côté de ces hôpitaux, dirigés par des commissions souvent très dévouées, mais absolument ignorantes des règles élémentaires de l'hygiène, M. NAPIAS a eu soin de mettre en relief ceux dans lesquels une administration intelligente a su, même avec des ressources souvent inférieures, créer des établissements répondant aux exigences de la salubrité.

Le travail de M. NAPIAS est le résumé de dix années de travail. L'Académie doit féliciter son auteur, mais elle ferait surtout une œuvre qui l'honorerait elle-même si elle prenait en main cette question et si elle apportait aux pouvoirs publics l'appui de sa haute autorité pour résoudre les problèmes posés devant elle. — (*Renvoi à la section d'hygiène*).

64. — Pour les pauvres. — Questions d'Assistance publique.

Broch. de 30 p. in-8. — *In Bibliothèque d'Assistance publique* (publications du *Progrès médical*). — Lecrosnier et Babé, éditeurs. Paris, 1889.

65. — Préparation et distribution, dans les établisse-

menls de bienfaisance, des médicaments destinés aux indigents.

> Rapport au Comité consultatif d'Hygiène publique de France (avec M. J. REGNAULD). — *In Recueil des Trav. du Comité*, t. XX, 1890.

Les conclusions de ce rapport ont été converties en un projet de loi qui a été présenté à la Chambre des députés dans la séance du 30 juin 1890 (annexe, n° 752) par les Ministres de l'Intérieur, de la Justice et de l'Instruction publique.

***

66. — L'assistance publique dans le département de Sambre-et-Loire.

> In *France Médicale*, 1890. Un petit volume in-8° de VIII-88 p. — Paris (Lecrosnier et Babé), 1890. — 2° édition, 1893, petit in-12 de XII-170 p. (Battaille, éditeur).

M. BERGERON a présenté cet ouvrage à l'Académie dans les termes suivants:

J'ai l'honneur d'offrir à l'Académie, de la part de M. le D' NAPIAS, inspecteur général des établissements de bienfaisance, un roman qui a déjà paru en feuilleton dans la *France médicale*.

Ce roman est intitulé l'*Assistance publique dans le département de Sambre-et-Loire*.

L'association de ces deux noms montre bien, à elle seule, qu'il s'agit d'une fiction; de plus, le chef-lieu de ce département s'appelle Saint-Harmony, nom de préfecture bien invraisemblable, surtout en temps d'élection; enfin le préfet porte le nom de *Nemo*, ce qui indique assez qu'il s'agit d'un préfet comme on n'en voit pas, ou du moins, pour ne désobliger personne, un préfet comme il y en a peu.

Celui-là en effet, uniquement préoccupé des intérêts ainsi que du

bien-être physique et moral de ses administrés, s'est fait un devoir
de visiter toutes les communes de son département, afin d'en connaître à fond les besoins, et après s'être bien rendu compte de la
situation, il a introduit dans le fonctionnement de l'assistance publique toutes les réformes que l'hygiène, l'économie sociale et la charité ont depuis longtemps réclamées en vain ; un dernier trait carac-
térise bien le préfet *Nemo* : pour ne pas laisser compromettre par
d'autres l'œuvre de salut public qu'il a entreprise, il ne demande pas
à changer de résidence, il ne demande même pas d'avancement sur
place.

Il était impossible de présenter sous une forme plus ingénieuse ni
plus charmante la critique très vive et très justifiée des errements
désastreux dans lesquels l'ignorance, la routine et le parti-pris ont
maintenu jusqu'à ce jour l'organisation des services de l'hygiène et
de l'assistance publique, dans le plus grand nombre de nos départements.

C'est à l'adresse des commissions administratives des hôpitaux et
hospices, des orphelinats, des maternités de province que les critiques
de M. Napias sont particulièrement vives et il n'est que trop certain
que, généralement, ces critiques portent juste, mais il est sans doute
permis à un ancien qui connaît mieux que lui les hôpitaux de Paris,
pour y avoir passé près de cinquante ans, de ne pas être de son avis
sur la laïcisation.

L'insuffisance notoire, l'inertie des conseils d'hygiène n'ont pas
échappé non plus aux critiques de M. Napias et il y a longtemps que
j'ai signalé les regrettables lacunes de ce service, mais en faisant
beaucoup plus grande que ne l'a faite notre honorable confrère, la
part de responsabilité qui incombe à l'indifférence des préfets.

Quoi qu'il en soit, en révélant au public tous les actes de son préfet
idéal, M. Napias a donné une fois de plus la preuve, non seulement
de son indiscutable compétence dans toutes les questions d'assistance,
mais encore de son amour du bien public, et des sentiments de charité sincère et intelligente dont il est animé.

Pour ma part, j'estime que ce petit roman devrait être envoyé et
sa lecture attentive recommandée à tous les préfets de France et

d'Algérie ; pour ceux qui savent comprendre et qui ont du cœur, elle vaudrait toutes les circulaires ministérielles.

Extrait d'un article de M. le Dr VALLIN dans la *Revue d'hygiène* (Décembre 1890).

M. Napias a beaucoup d'esprit, d'humour et de finesse narquoise ; au lieu de stigmatiser sur un ton déclamatoire et indigné les abus, les préjugés, les négligences coupables qu'il a rencontrés, il se borne à les signaler d'une main légère et comme en passant, à les ridiculiser, à les montrer en action dans un récit très vivant, dont les scènes se passent dans ce département de Sambre-et-Loire, oublié par nos graveurs géographes. Comme le dit M. Henri Monod dans une lettre-préface jointe au livre, M. Napias traite avec bonne humeur, avec verve et avec esprit ces questions un peu austères et moroses de l'Assistance publique.

En lisant cette agréable brochure, notre souvenir se reportait sur ces œuvres de divulgation, si amusantes et instructives : *Les échasses de maître Pierre, l'A B C du travailleur*, etc., où Edmond About réussissait à faire connaître, sans fatiguer l'attention, l'assainissement des Landes de Gascogne par le reboisement, le fonctionnement de l'impôt et le mécanisme du budget, etc. C'est une tentative de ce genre qu'a faite M. Napias, et il y a parfaitement réussi.

. . . . . . L'auteur fait très rapidement passer sous nos yeux tous les progrès réalisés en ces dix dernières années au point de vue de l'hygiène nosocomiale, et surtout de l'assistance publique : dispensaires et hôpitaux du Havre et de Paris ; asiles de convalescents de Vincennes, du Vésinet, etc. ; mode d'administration des hospices de Lyon ; hôpital Tollet de Montpellier ; application de la loi Roussel dans l'Eure et dans plusieurs autres départements ; maternités de Paris et antisepsie obstétricale, orphelinats marins à Cherbourg, salle d'opérations du docteur Maunoury à Chartres, établissements des sourdes-muettes à Bordeaux, nursery municipale à Grenoble ; orphelinat Stappaert et des Bleuets, cité philanthropique et bureaux de bienfaisance à Lille, etc. ; écoles d'infirmières laïques à Paris, à Vienne, à Londres, en Danemark, avec le patronage des souverains et souveraines mêmes des pays catholiques, etc.

***

67. — Hygiène hospitalière et Assistance publique.

1 vol. grand in-8° de 800 pages (avec M. A.-J. MARTIN). Cet ouvrage forme le livre V de l'*Encyclopédie d'hygiène publique* du D. J. ROCHARD. Paris, L. BATTAILLE et Cie, 1893.

Le résumé suivant de la table des matières permet de constater que ce livre comble une lacune importante de la littérature de l'hygiène à notre époque :

CHAPITRE PREMIER. — **Assistance publique en général.**

HISTORIQUE.

ORGANISATION DE L'ASSISTANCE. — Action de l'Etat sur l'assistance publique; direction de l'assistance et de l'hygiène publique; conseil supérieur de l'assistance publique ; inspection générale ; établissements nationaux ; secours en cas de calamités générales ; subventions.

Action du département et de la commune : assistance départementale; assistance communale.

Domicile de secours : domicile acquis par la naissance ; domicile acquis par le séjour ; domiciles acquis par simple résidence.

DÉPENSES ET RESSOURCES DE L'ASSISTANCE PUBLIQUE. — Origine des ressources : budget de l'Etat ; contribution départementale ; dépenses communales ; donations et legs ; droit des pauvres ; concessions dans les cimetières ; amendes et confiscations ; bonis des Monts-de-Piété ; ressources provenant de la charité publique ; loterie et pari mutuel ; casuel ; etc.

ASSISTANCE PUBLIQUE DE PARIS. — Budget ; législation ; composition des bureaux.

Etablissements de service général ; approvisionnements des halles ;

boucherie centrale ; boulangerie centrale ; cave centrale ; magasin central ; pharmacie centrale.

Assistance publique a l'étranger. — Allemagne ; Angleterre ; Belgique ; Espagne ; Grèce ; Italie ; Norvège ; Suède ; Turquie.

CHAPITRE II. — Protection et assistance de l'enfance.

Historique.

Protection des enfants du 1er age. — Loi du 23 décembre 1874. Enfants assistés et enfants moralement abandonnés. — Législation, organisation, inspection, dépenses, hospice des enfants assistés ; nourricerie.

Législation étrangère pour les enfants moralement abandonnés : Allemagne (Hesse, Bade, Hambourg) ; Amérique (État de New-York) ; Angleterre ; Autriche ; Espagne ; Suisse (Canton de Fribourg, Glaris, Lucerne, Zurich).

Service des enfants abandonnés de la Seine : école de Villepreux ; école d'Alembert ; école d'Yzeure ; école d'Alençon.

Établissements et oeuvres qui concourent a l'assistance et a la protection du premier age. — Maternités secrètes ; asiles ouvroirs ; mutualité maternelle ; — Sociétés de charité maternelle ; société pour la propagation de l'allaitement maternel ; société protectrice de l'enfance ;

Les crèches.

Établissements et oeuvres qui concourent a l'assistance des enfants abandonnés. — Orphelinats ; Union française pour le sauvetage de l'enfance.

Notes sur quelques établissements étrangers. — Allemagne : Orphelins de la ville de Berlin ; Angleterre : Barnado's Homes ; Brésil ; Chine ; Danemarck ; Italie ; Russie.

CHAPITRE III. — Hôpitaux et hospices.

Considérations générales. — Résumé historique. Statistique.

LÉGISLATION. — ADMINISTRATION. — Législation. — Malades militaires, etc.

Administration. — Commissions administratives ; — Receveurs ; — Économes ; — Secrétaires.

Organisation spéciale à Paris et à Lyon.

Personnel médical ; pharmacien ; infirmiers et infirmières.

CONSTRUCTIONS HOSPITALIÈRES. — Nécessité et importance de l'hygiène hospitalière ; — Emplacement et choix du terrain ; — Superficie, nombre de malades ; — Disposition générale des constructions.

Pavillons. — Disposition et cubage des salles. — Aménagement intérieur. — (Couvertures des pavillons ; sol et parois des salles, etc.). — Quelques types de pavillons.

Aération ; — ventilation : — chauffage ; — éclairage. — Mobilier des salles.

Annexes des salles ; — cabinets d'aisance, etc. — Services de chirurgie ; — salles d'opérations.

Annexes diverses des services hospitaliers : — Administration ; économat ; pharmacie ; chapelle ; dépôt mortuaire ; buanderie ; bains et hydrothérapie ; cuisines.

SERVICES ET ÉTABLISSEMENTS SPÉCIAUX. — Convalescents : (Asile de Vincennes, asile du Vésinet) ;

Asiles de convalescence de Berlin ; — Hôpitaux de convalescents en Angleterre.

Maternités et services d'accouchement.

Pavillons et hôpitaux d'isolement (Allemagne ; Angleterre ; Belgique ; Espagne ; Grèce ; Italie ; Pays-Bas ; Roumanie ; Russie ; Serbie ; Suède et Norvège ; Suisse).

Hôpitaux et dispensaires d'enfants. — Hôpitaux marins. — Œuvre nationale des hôpitaux marins.

NOTES SUR QUELQUES HOPITAUX ET HOSPICES DE FRANCE ET DE L'ÉTRANGER. — *France* (Hôpital Tenon ; Hôpital civil et militaire de Montpellier ; Hôpital de Saint-Romain de Colbosc). — *Allemagne* Hôpital de Hambourg ; Hôpital Friedrichstein ; Hôpital municipal d'Urban). — *Angleterre* (Hôpital Saint-Thomas de Londres ; Infirmerie Royale d'Édimbourg. — *Belgique* (Hôpital civil de Mons ; Hôpital d'Anvers). — *Chine* et *Japon*.

CHAPITRE IV. — **Assistance externe.** — Assistance mutuelle. — Sociétés de secours mutuels (Législation et réglementation).
Bureaux de bienfaisance.
Assistance par le travail.
Asiles de nuit.
Dépôts de mendicité.

CHAPITRE V. — **Assistance des aliénés.**

Historique. — Documents statistiques. — Législation et réglementation. — Législations étrangères.

Construction et aménagement des asiles. — Principes généraux. — Plans d'ensemble.

Patronage des aliénés guéris, etc.

CHAPITRE VI. — **Sourds-muets et aveugles.** — Assistance par l'instruction.

CHAPITRE VII. — **Autres modes d'assistance.** — Assistance par le prêt (*Monts de piété*).

CHAPITRE VIII. — **Désinfection.** — Désinfection urbaine et hospitalière.

68. — Note sur un petit Hôpital-Dispensaire.

Revue d'Hyg. et Bull. Soc. Méd. Pub. 1891.

69. — L'Assistance publique à l'Exposition universelle de 1889.

In *Rapports du Jury sur la classe 64*, par MM. Proust, A.-J. Martin, H. Napias et Jéramec, 1 vol. gr. in-8°, 658 p. — Paris, Imprimerie nationale, 1892.

***

70. — Sur les conditions d'Hygiène des Asiles publics d'aliénés (*Rev. d'Hyg.*, mars 1893).

***

71. — Nouvelle note sur les conditions d'hygiène des Asiles publics d'aliénés (*Rev. d'Hyg.*, juin 1893).

***

72. — Révision de la loi de 1849 sur l'administration générale de l'Assistance publique de Paris.

Rapport au Conseil supérieur de l'Assistance publique, 1re session de 1894. — Broch. in-4°, 54 p. — (Imprimerie administrative de Melun).

***

73. — Conséquences administratives de la Loi du 15 juillet 1893 sur l'Assistance médicale gratuite.

Rapport au Congrès d'assistance de Lyon, juin 1894 (avec M. Rondel, docteur en droit), in-8°, 60 p.

***

74. — Rapport et Projets de Règlements pour les Orphelinats et ouvroirs annexés aux hôpitaux, hospices et

bureaux de bienfaisance, au nom d'une commission spéciale nommée par M. le Ministre de l'Intérieur et composée de MM^{es} FRANCILLON, KERGOMARD, TOUSSAINT, et MM. BOUQUET, JACOULET, MORGAND, PAYELLE, SABATIER et NAPIAS, *président et rapporteur* (Imprimerie administrative, Melun, 1896, petit in-4° 58 pages.

****

75. — Budgets municipaux et budgets hospitaliers (*Revue générale d'administration*, 1896, mars) et brochure in-8° de 23 pages et un graphique (Berger-Levrault, éditeur).

DIVERS.

****

76. — Essai sur la fièvre pernicieuse algide.

In Thèses de Paris, 1870, 64 p. in-8°.

****

77. — Note sur un cas de pustule maligne, traité par la teinture d'iode.

(En collaboration avec le Dr THÉVENOT) (1881).

****

78. — L'Association française pour l'avancement des

Sciences en 1884-85. Compte rendu fait au Congrès de Grenoble par le Dr H. Napias, *secrétaire général* dudit Congrès.

Revue scientifique (Revue Rose) et publication de l'Association française, broch. 8 p. gr. in-8°.

***

79. — Le Professeur Bouchardat.

Éloge prononcé à la Société de Médecine publique (Bulletin de cette société, 1886, et broch. de 13 p. in-8°).

« Cette notice, remarquable par les qualités d'un style élégant et distingué, et par des appréciations judicieuses sur l'œuvre de notre regretté collègue, a été lue à la Société de Médecine publique et d'Hygiène professionnelle » (Dr Brouardel, séance de l'Ac. de Méd., 22 juin 1887).

***

80. — Le Mal de misère, Étude d'Hygiène sociale.

Un petit volume in-12 de 64 pages.
Paris, Decaux, éditeur, 1876.

***

81. — Le mal qu'on a dit des médecins.

Conférence (*in Tribune médicale*, 1880).

***

82. — L'Hygiène il y a cent ans.

Étude historique communiquée à la Société de Médecine publique et d'Hygiène professionnelle (*Revue d'Hygiène*, 1889).

DIJON. — IMP. DARANTIERE, RUE CHABOT-CHARNY, 65.

www.ingramcontent.com/pod-product-compliance
Ingram Content Group UK Ltd.
Pitfield, Milton Keynes, MK11 3LW, UK
UKHW021130140726
13695UKWH00004B/1819